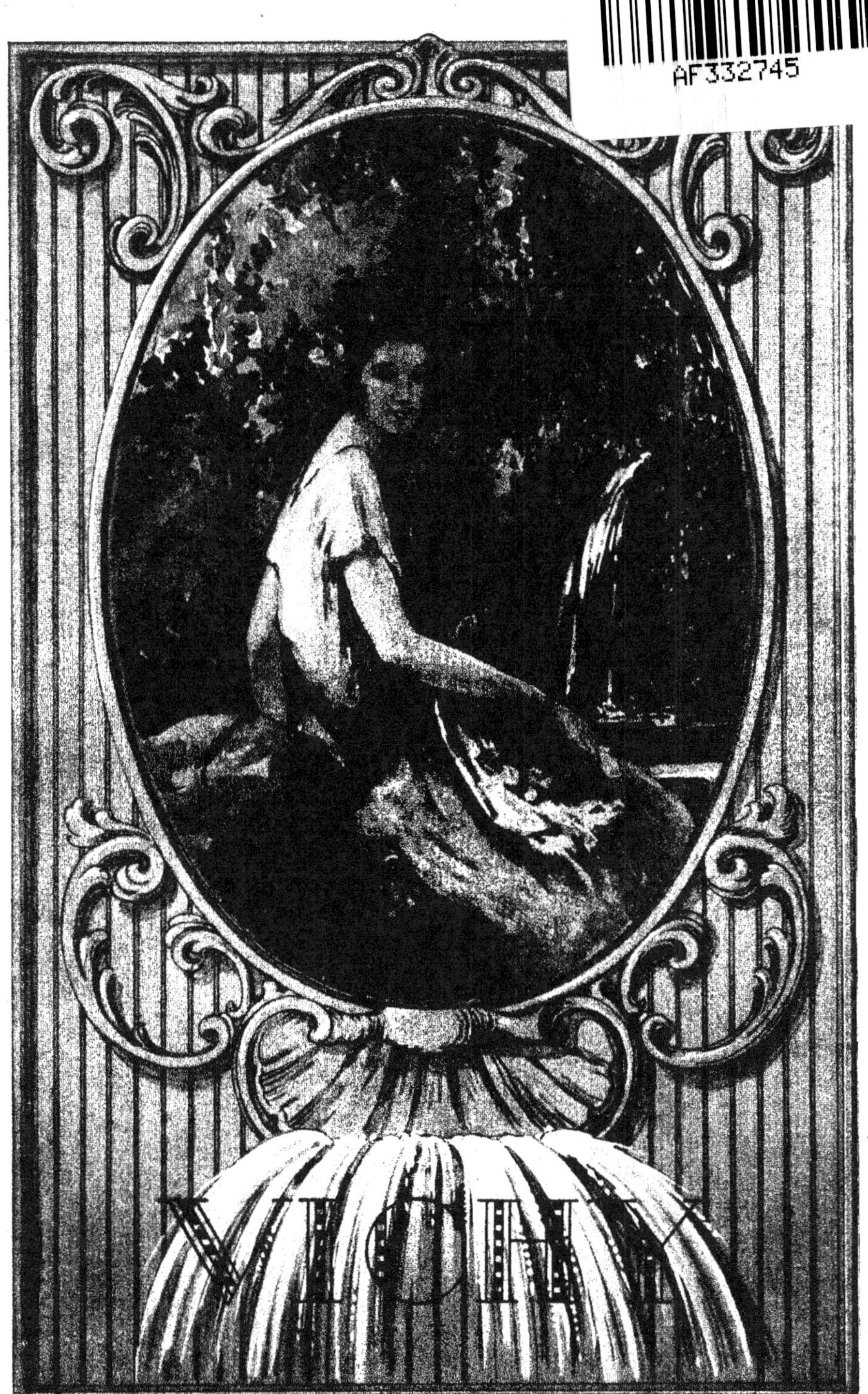

VICHY

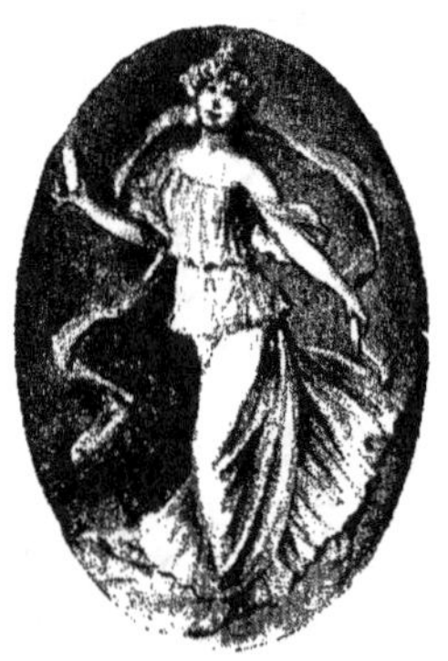

La Reine des Stations Thermales
Centre Touristique Pittoresque

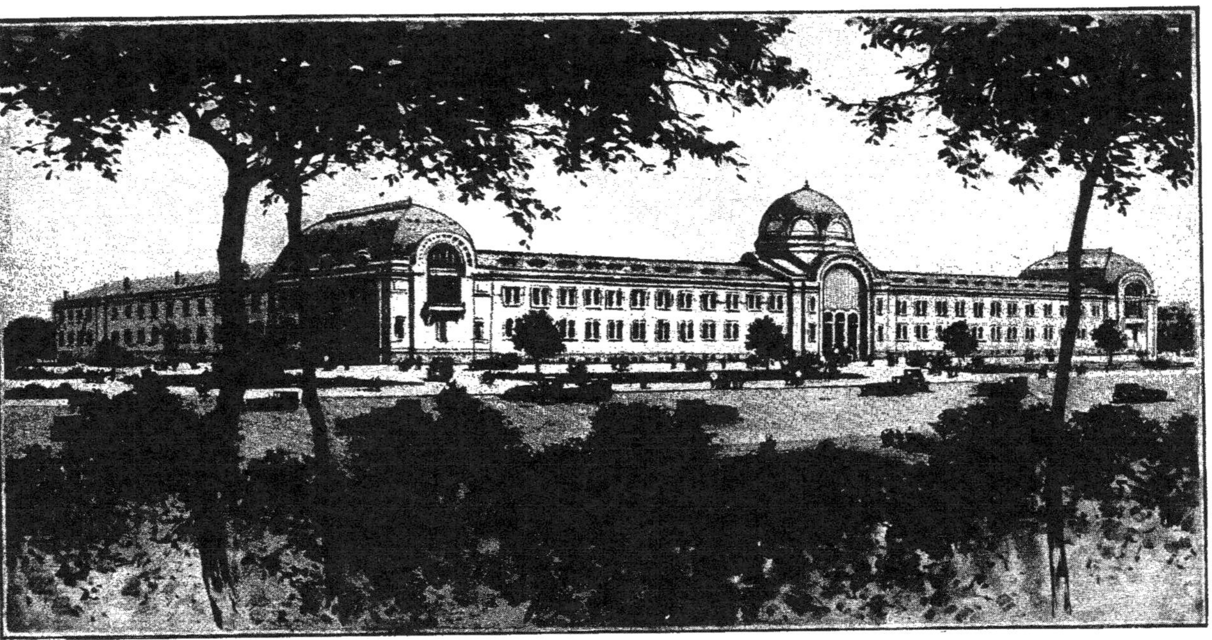

VICHY. ÉTABLISSEMENT THERMAL

LA réputation de Vichy, devenue universelle, se justifie non
seulement par la haute valeur thérapeutique des Sources
de l'État mais encore par l'importance et la beauté des installations qui en ont fait la *Grande Station française.*

Vichy, au cœur de la France, sur la rive droite de l'Allier,
est à 365 kilomètres de Paris, sur la ligne de Paris à Lyon
par le Bourbonnais. Son climat est doux et sec. Des brises
rafraîchissantes, dues au voisinage de la rivière, tempèrent les
nuits estivales. La ville, entourée de collines d'aspect riant,
semble, au milieu de ses parcs de plusieurs kilomètres, blottie
dans un nid de verdure et de fleurs, où tout y est groupé pour
attirer, séduire et retenir les curistes.

Aussi la clientèle étrangère qui fréquente de plus en plus
Vichy en a-t-elle fait sa ville d'eau d'élection.

De Mai à Octobre, des théâtres, des music-halls, des
concerts symphoniques s'offrent aux amateurs de distractions.

Les sports de tous genres sont en grand honneur à Vichy,
qui, à ce point de vue encore, a la prééminence sur toutes les
stations thermales : Courses de chevaux réputées, Concours
hippique, le plus important de France après celui de Paris,
Tir aux pigeons, tous ces évents sportifs se succèdent sans
interruption. Sur les terrains du Sporting Club de Vichy des
Matches de golf et de tennis réunissent les meilleurs joueurs
du monde entier.

Vichy, en effet, possède depuis plusieurs années le plus beau
golf de France, admirablement situé sur la rive gauche de
l'Allier. Il couvre une surface de 3o hectares dans
une magnifique prairie agrémentée de rivières à eau
courante. Dans un élégant Club House sont amé-
nagés les douches, vestiaires, buffet et thé. Le jeu
comprend deux parcours, un de 18 trous et l'autre
de 9 trous, sur une longueur totale de 7 km. 6oo.

La vallée de l'Allier et les coteaux qui l'avoisinent
sont des plus pittoresques et permettent des excursions
très agréables. Vieilles églises, châteaux de style, sont
un but de promenade, aussi bien à pied qu'en voiture
ou à bicyclette. Plus loin, les massifs montagneux de
l'Auvergne invitent aux longues randonnées en
automobile.

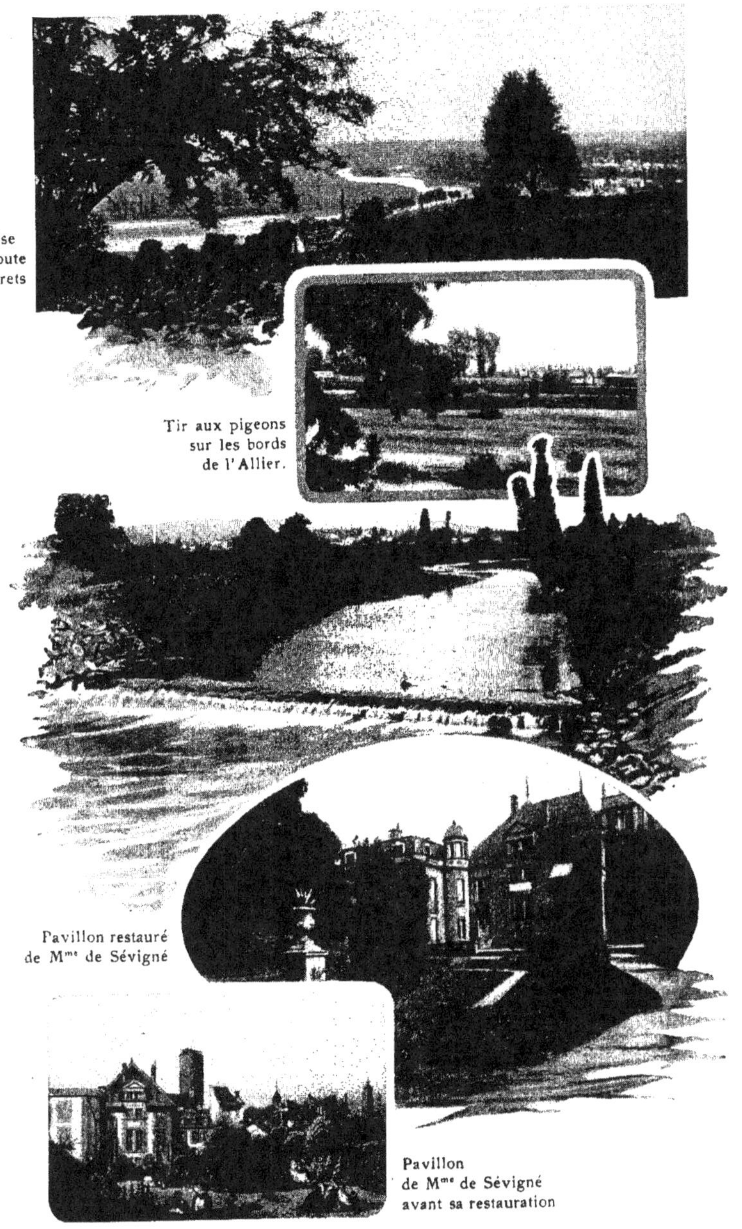

Vichy.
Vue prise
de la route
des Abrets

Tir aux pigeons
sur les bords
de l'Allier.

Pavillon restauré
de Mᵐᵉ de Sévigné

Pavillon
de Mᵐᵉ de Sévigné
avant sa restauration

Les Sources de l'État exploitées par la Compagnie Fermière sont : Les Célestins, 18° ; la Grande Grille, 41° ; l'Hôpital, 33° ; le Puits Chomel, 43° ; Lucas, 28° ; le Parc, 21° ; et, près Vichy, Mesdames et Hauterive.

Les buvettes des quatre sources : Grande Grille, Chomel, Lucas et Mesdames, sont groupées sous une immense galerie promenoir, aménagée en vue de faciliter le service rapide de distribution des verres d'eau au nombreux public qui les fréquente. Les vasques de ces sources, comme aussi celles des sources de l'Hôpital et des Célestins, sont recouvertes de cloches en cristal, hermétiquement closes, pour empêcher toute pénétration possible des poussières de l'air. Les verres sont rincés à l'eau stérilisée chaude, puis remplis d'eau minérale sous les yeux des buveurs, qui peuvent se rendre compte que les soins les plus minutieux sont pris pour assurer la parfaite exécution de ce service important.

SOURCE DES CÉLESTINS

La source des Célestins, qui doit son nom à un couvent de Célestins existant autrefois à cet endroit, est située près le vieux Vichy, à l'extrémité des nouveaux Parcs, et jaillit directement d'un vaste massif de roches.

Son débit est considérable. L'eau des Célestins est très fraîche et très pétillante. Elle agit sur la sécrétion rénale et augmente notablement la diurèse. C'est cette action qui la recommande plus particulièrement, pour la cure à domicile, dans les cas de gravelle urique, coliques néphrétiques, goutte, diabète et dans les premières périodes des affections chroniques des voies urinaires.

SOURCE DE LA GRANDE GRILLE

De toutes les sources de Vichy, la *Grande Grille*, située à l'angle Est de la Galerie des Sources, est celle qui répond le mieux, dans l'esprit, à l'idée qu'on se fait d'une source thermale jaillissante.

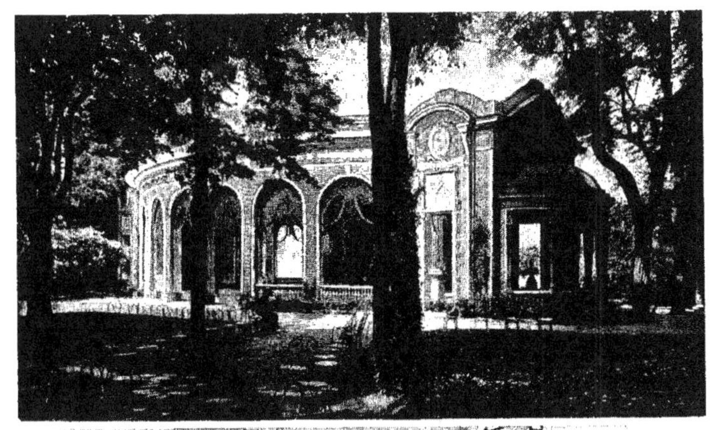

Source
des
Célestins

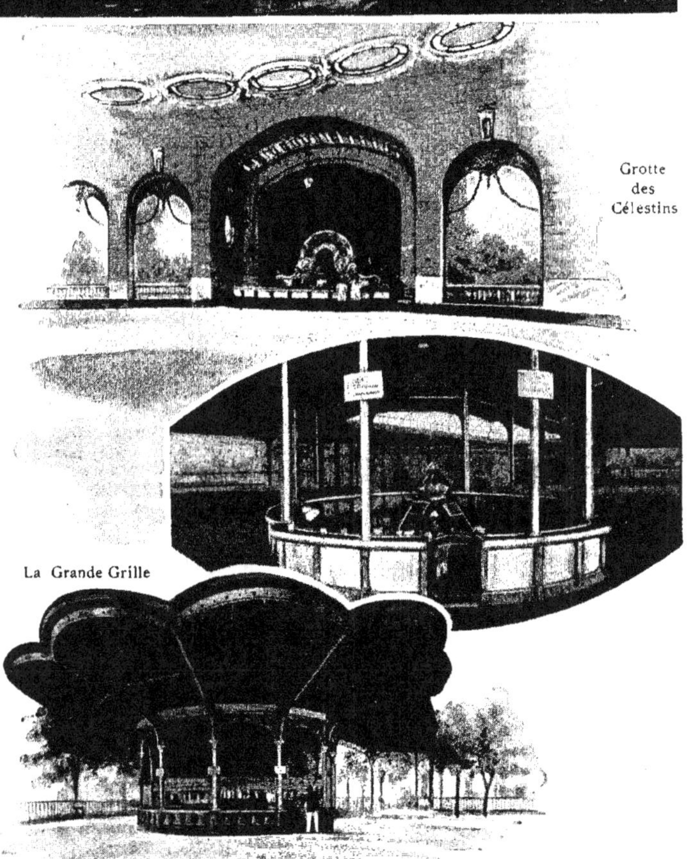

Grotte
des
Célestins

La Grande Grille

Source de l'Hôpital

Au centre d'un bassin circulaire, l'eau jaillit et bouillonne. Ce phénomène d'ébullition est dû à la pression souterraine et à la grande quantité de gaz carbonique dont la source est saturée. Son débit est énorme et suffit non seulement aux besoins de la consommation locale et de l'exportation, mais encore au service des bains et douches.

Elle est spécialement recommandée dans les cas d'affection du foie, d'engorgement des viscères abdominaux, de coliques hépatiques accompagnant la lithiase biliaire. Elle exerce sur le foie une action stimulante indéniable, que révèle l'augmentation notable de l'écoulement de la bile. Cette action spéciale largement utilisée dans la cure en fait le plus précieux des agents thérapeutiques dans tous les cas d'hépatisme.

Depuis des siècles, des légions d'hépatiques y sont guéris, souvent après une seule cure de trois semaines, surtout si les malades prennent de temps à autre la peine de faire chez eux une cure complémentaire d'eau de Vichy-État.

SOURCE DE L'HOPITAL

Cette source, située derrière le Casino, jaillit dans un vaste bassin exhaussé au-dessus du sol et protégé par un pavillon en fer forgé.

Son débit abondant suffit amplement à la consommation locale ou extérieure, ainsi qu'au service des bains et douches.

L'eau de l'Hôpital excite l'appétit et facilite particulièrement les fonctions stomacales.

Son action calmante et analgésique explique son emploi plus spécial dans les cas de dyspepsies, sous presque toutes leurs formes et l'usage considérable qui en est fait en bouteilles, où elle conserve ses qualités primordiales, même après de longs mois.

SOURCE CHOMEL

Située dans la Galerie des Sources, elle est la plus chaude des eaux de Vichy : sa thermalité lui donne une action sédative précieuse ; c'est la moins excitante des Eaux de Vichy, ce qui permet son emploi chez les malades plus particulièrement délicats. C'est à sa température qu'elle est redevable de l'usage, fort ancien, qu'on en fait en gargarismes et pulvérisations.

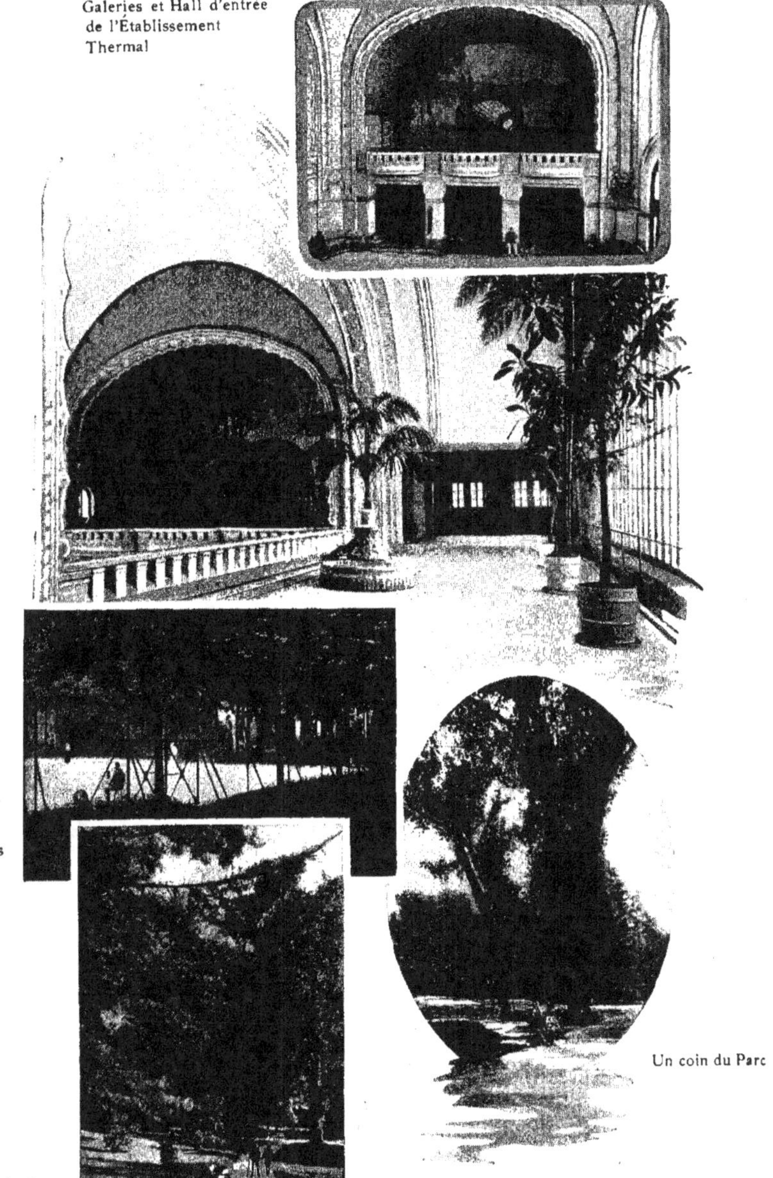

Galeries et Hall d'entrée
de l'Établissement
Thermal

Tennis
des
Célestins

Un coin du Parc

Un coin du Parc

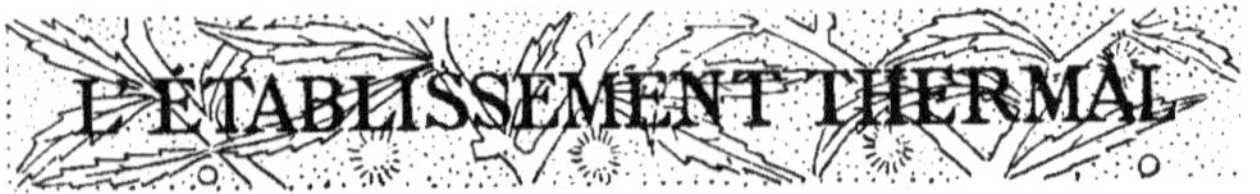

LE GRAND ÉTABLISSEMENT
Installation modèle
ET BAINS DE 2ᵐᵉ ET 3ᵐᵉ CLASSES

L'EAU minérale n'est pas seulement administrée en boisson ; on l'utilise encore en bains, en lavages intérieurs, en pulvérisations.

Dans le magnifique établissement thermal de l'État, toutes les ressources les plus récentes de la physiothérapie peuvent être utilisées dans les conditions les plus favorables, pour permettre à l'action spécifique de l'eau minérale de donner ses meilleurs résultats.

Hydrothérapie chaude et froide, massages sous l'eau, air chaud, mécanothérapie, électricité, rayons X, tout peut y être mis à contribution pour arriver plus rapidement à la décongestion du foie et des viscères abdominaux, ainsi qu'au fonctionnement plus régulier de la nutrition.

L'Établissement Thermal de Vichy, dont l'Etat a concédé l'exploitation à la Compagnie Fermière, est à juste titre considéré comme un modèle du genre.

Il comprend deux édifices distincts :

Le premier est aménagé pour les bains de première classe ; le second pour les bains de deuxième et de troisième classes. Ces bains ne diffèrent que par le luxe et le confort des locaux affectés aux différents traitements.

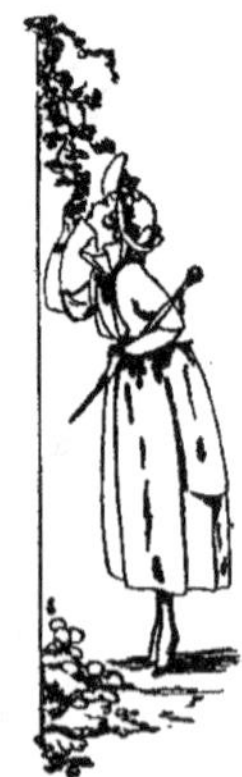

Cette organisation répond à tous les besoins, en mettant les traitements thermaux à la portée de toutes les classes de la Société.

Les différents services sont placés sous la direction de Médecins spécialistes, qui veillent à la stricte exécution des prescriptions des Médecins consultants.

Les traitements thermaux sont donnés dans deux séries d'installations semblables, les unes pour les hommes, les autres pour les femmes, à droite et à gauche du hall central.

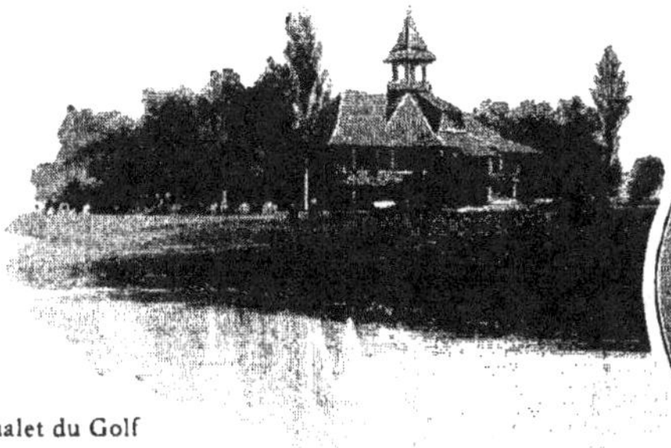

Le Chalet du Golf

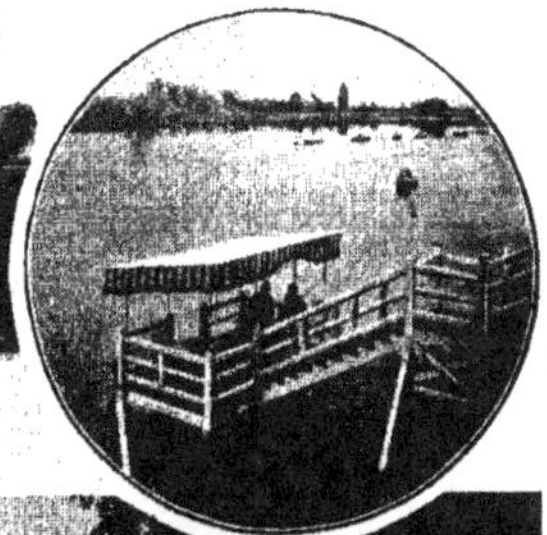

Embarcadère
pour le Golf

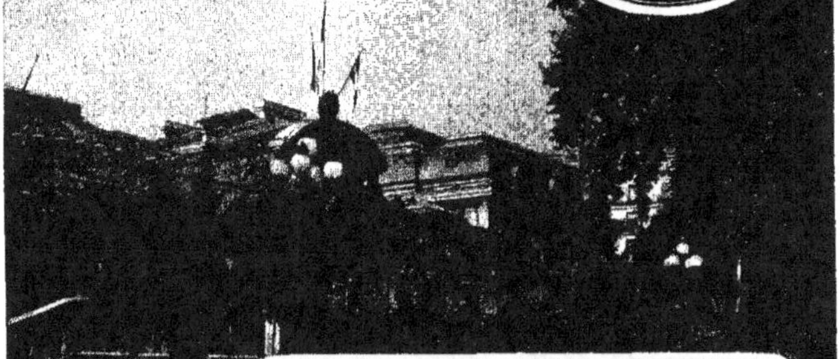

Le Casino
et le Théâtre

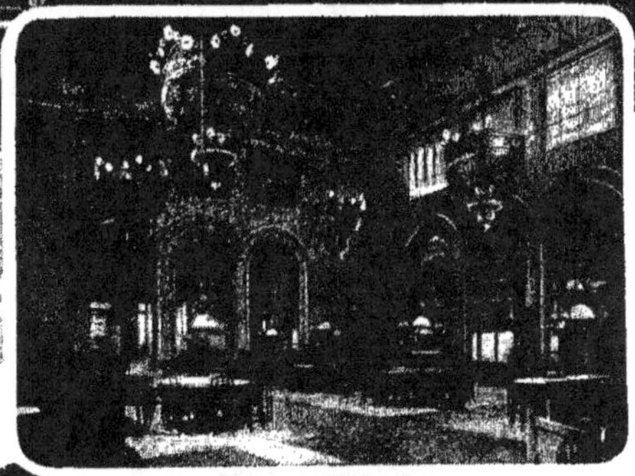

Salle des Jeux

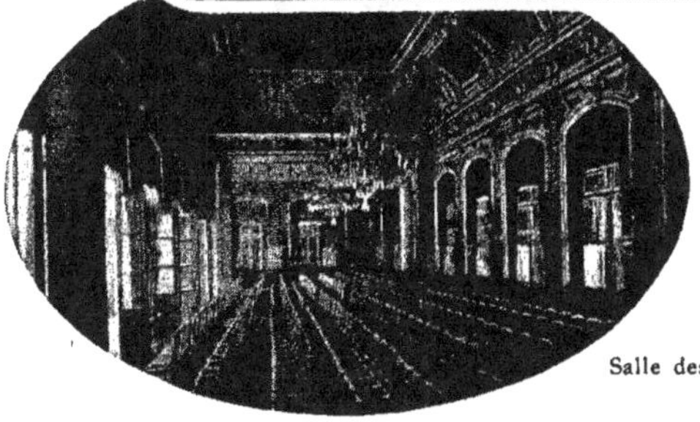

Salle des Fêtes

Le Grand Établissement Thermal couvre une surface totale de plus de trois hectares, 32.000 mètres exactement, dont 10.000 mètres occupés par la construction. Il a 170 mètres de long sur 165 de large.

L'ensemble des services comprend :

136 cabines de bains, dont 6 de luxe ; 14 grandes douches avec vestiaires ; 24 douches-massages avec vestiaires et lits de repos ; 36 douches ascendantes ; 2 douches avec bains ; 4 bains d'air chaud et 4 salles de massage ; 4 bains de vapeur ; 2 douches de vapeur ; 2 bains carbogazeux.

Une série de salles pour lavages d'estomac, pulvérisations, douches nasales et auriculaires, bains d'acide carbonique, inhalations d'oxygène et d'acide carbonique.

4 bains de lumière (chaleur radiante et lumineuse de Dowsing) ; 2 bains de lumière incandescente ; 2 grandes piscines chaudes, 3 froides ; 8 piscines individuelles avec douches sous-marines.

Un Institut de mécanothérapie.

Un Service complet d'électrothérapie.

Un Service de radiographie, radioscopie, radiothérapie.

L'Établissement de deuxième classe comprend :

110 cabines de bains, 4 grandes douches avec déshabilloirs ; 2 douches avec bains ; 4 douches-massages avec déshabilloirs ; 10 douches ascendantes ; un service complet de bains et inhalations d'acide carbonique, inhalations d'oxygène ; 2 bains d'air chaud ; 1 salle de lavage d'estomac.

L'Établissement de troisième classe comprend :

64 cabines de bains ; 4 grandes douches ; 4 douches ascendantes.

Enfin l'*Établissement mixte de l'Hôpital* comprend :

24 cabines de bains de 1re classe ; 16 cabines de 2e classe ; 2 grandes douches avec vestiaires ; 4 douches ascendantes.

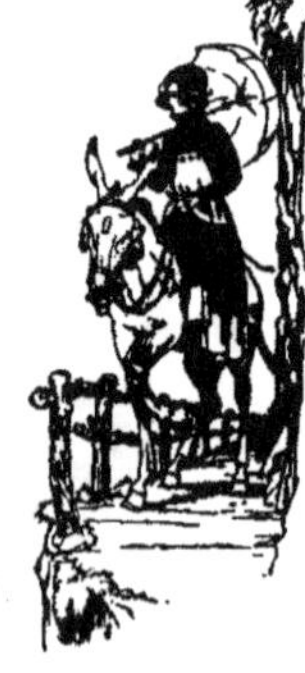

Pour toutes ces installations, la Compagnie a fait appel aux spécialistes les plus éminents. Chacune d'elles est un modèle du genre, et si elles sont plus ou moins luxueuses, selon la classe, elles comportent tous les derniers perfectionnements réalisés et leur ensemble représente une puissance de moyens thérapeutiques qui n'est atteinte dans aucune autre station.

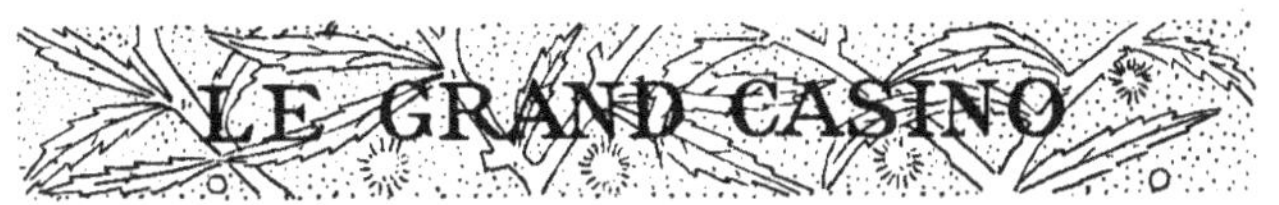

LE GRAND CASINO

LE GRAND CASINO DE VICHY est un édifice des plus luxueusement aménagé dont les proportions s'harmonisent à merveille avec le cadre de verdure qui l'entoure, un centre mondain fort élégant, un lieu de plaisirs plein d'attraits et un rendez-vous familial d'un charme tout particulier.

Il possède une entrée en face de la Restauration et une autre à l'extrémité des galeries couvertes. De ce côté, une vaste galerie, pavée de mosaïque, donne accès dans un hall somptueux qui sert de promenoir, de salle de gala et de foyer du théâtre.

Dans ce même hall, du côté opposé au théâtre, s'ouvrent les somptueuses salles de jeu et leurs dépendances. Vient ensuite la grande salle du restaurant dont une façade donne sur l'allée de la Restauration et l'autre sur les terrasses du Casino. A côté, s'ouvre la salle des Fêtes, de beau style Louis XIV, avec aussi sa véranda et sa terrasse spacieuse donnant sur le parc, où l'on peut se reposer, pendant que les enfants jouent à l'aise dans le délicieux jardin réservé.

Tout proche enfin, voici le *Théâtre* lui-même.

La façade extérieure en est fort belle, mais la scène et la salle sont plus grandioses encore. Le théâtre possède cinq entrées principales dont trois donnent sur le grand hall et deux sur le vestibule du Casino.

La salle de spectacle, merveille de décoration et de disposition, contient près de 1.500 places.

Elle est continuellement ventilée par un système spécial qui assure une aération parfaite et maintient dans la salle une fraîcheur agréable, même aux jours les plus chauds.

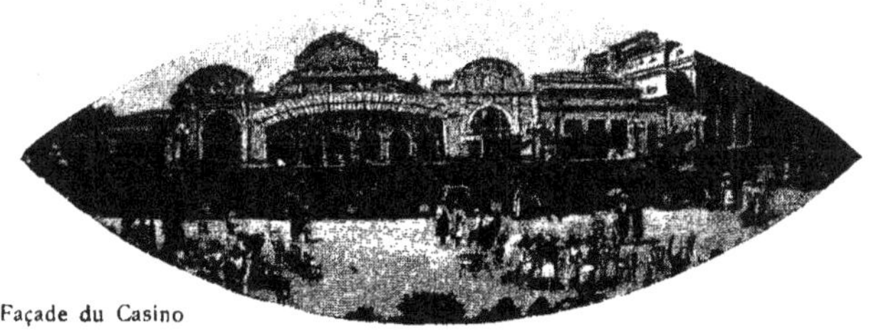

Façade du Casino

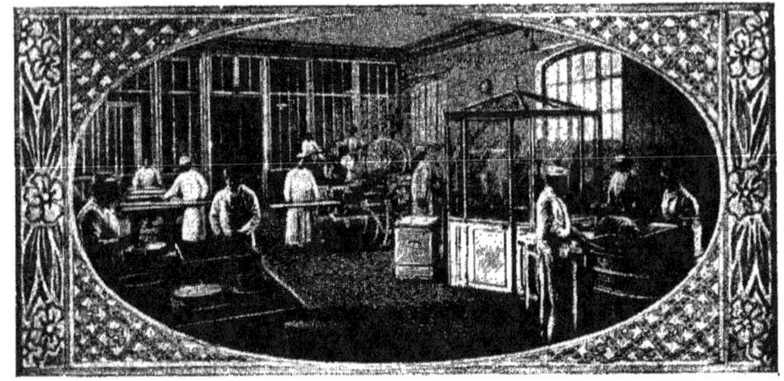

EXTRACTION DES SELS "VICHY-ÉTAT"
DES SOURCES DE L'ÉTAT

FABRICATION DES PASTILLES "VICHY-ÉTAT"

SELS VICHY-ÉTAT

Dans le but de fournir à la thérapeutique le sel extrait des Eaux naturelles de Vichy et recélant au maximum les propriétés de ces eaux, la Compagnie Fermière a installé à Vichy de vastes Laboratoires où l'extraction des Sels minéraux s'effectue à l'aide d'appareils perfectionnés. Les eaux des Sources de l'État y sont amenées et traitées avec tous les soins exigés par cette délicate opération.

Le sel extrait de ces eaux possède une composition chimique semblable à celle de l'eau minérale elle-même. En faisant dissoudre environ cinq grammes de ce sel dans un litre d'eau pure, on obtient une excellente eau alcaline qui ne vaut pas, évidemment, l'eau minérale naturelle, mais du moment qu'on ne peut employer l'eau qui jaillit naturellement des Sources de VICHY-ÉTAT, aucune autre ne s'en rapproche davantage.

Ces sels sont vendus dans le commerce sous le nom de " SELS VICHY-ÉTAT ", en paquets dosés pour un litre d'eau, ou en flacons portant, comme marque de garantie, le disque bleu " VICHY-ÉTAT ".

PASTILLES VICHY-ÉTAT

Les PASTILLES VICHY-ÉTAT, fabriquées avec les SELS VICHY-ÉTAT, sont très blanches et d'un goût très agréable et bien supérieures aux pastilles du commerce, dites de Vichy, qui sentent leur origine pharmaceutique.

Les PASTILLES VICHY-ÉTAT sont recommandées aux personnes dont la digestion est accompagnée d'une sensation dans la gorge plus ou moins prononcée, causée par une sécrétion excessive de suc gastrique, et aussi aux personnes qui, entre les repas, éprouvent la sensation de tiraillements, crampes et douleurs d'estomac.

Elles ne se vendent qu'en boîtes scellées portant comme marque d'authenticité le disque bleu " VICHY-ÉTAT ".

SUCRE D'ORGE VICHY-ÉTAT

De même que les pastilles, le sucre d'orge est un sous-produit des Eaux de VICHY-ÉTAT et ne saurait être comparé au sucre d'orge de la confiserie courante.

Comme les pastilles, il est préparé, à la vue des visiteurs, avec du sucre absolument pur dissous dans l'eau puisée directement aux Sources de l'État, dont il emprunte les vertus digestives. D'un goût délicieux, il se recommande aux estomacs délicats.

Le sucre d'orge VICHY-ÉTAT ne se vend qu'en boîtes ou en bonbonnières métalliques fermées par une bande de contrôle, portant toutes sur le couvercle le disque bleu " VICHY-ÉTAT ".

COMPRIMÉS VICHY-ÉTAT

Préparés avec les sels VICHY-ÉTAT, ces comprimés dégagent, en se dissolvant dans l'eau, une quantité de gaz équivalente à celle qui se trouve en dissolution dans l'eau de Vichy naturelle. L'eau alcaline ainsi préparée est donc gazeuse, ce qui la rend digestive et agréable.

Quatre ou cinq comprimés pour un verre d'eau suffisent. Leur volume très réduit permet d'en avoir toujours sur soi. Leur prix modique les met à la portée de tous. Les comprimés VICHY-ÉTAT ne se vendent qu'en flacons de 100 comprimés.

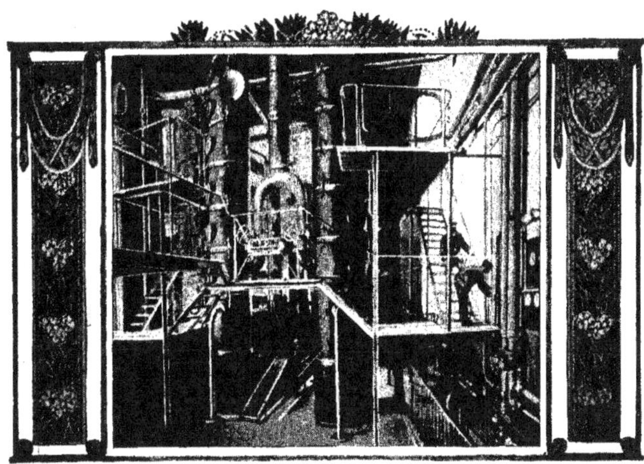

Appareils d'évaporation pour l'extraction des sels

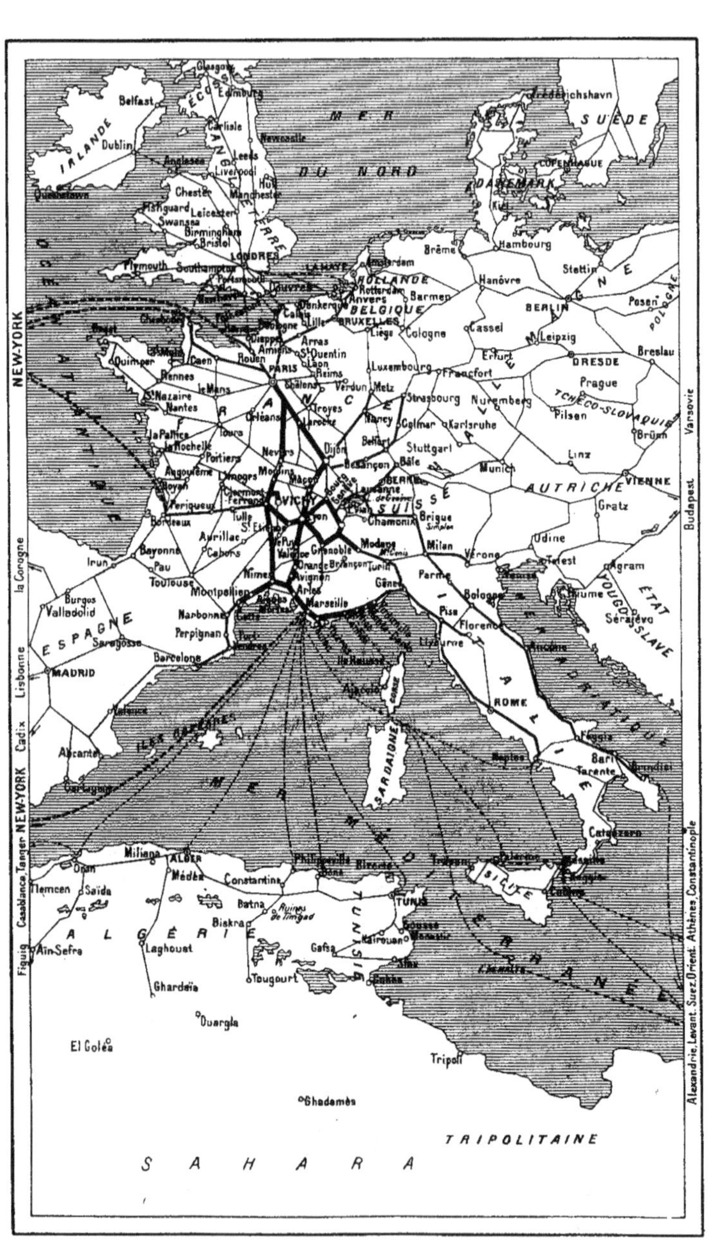

IRLANDE
Belfast
Dublin
Queenstown
Glasgow
Edimbourg
Carlisle
Newcastle
Leeds
Anglesea
Liverpool
Hull
Chester
Manchester
Fishguard
Leicester
Swansea
Birmingham
Bristol
Plymouth
Southampton
LONDRES
LA HAYE
Amsterdam
Rotterdam
Anvers
Barmen
HOLLANDE
Frédérichshavn
SUÈDE
COPENHAGUE
DANEMARK
Kiel
Brême
Hambourg
Hanovre
Stettin
BERLIN
Posen
POLOGNE
Varsovie
MER DU NORD
BELGIQUE
BRUXELLES
Liège
Cologne
Cassel
Leipzig
Breslau
DRESDE
Prague
Pilsen
TCHÉCO-SLOVAQUIE
Brünn
Linz
VIENNE
Gratz
AUTRICHE
Budapest
Dunkerque
Calais
Lille
Arras
St-Quentin
Laon
Reims
Verdun
Metz
Luxembourg
Francfort
Erfurt
Strasbourg
Nuremberg
Munich
Boulogne
Cherbourg
PARIS
Châlons
Troyes
Nancy
Colmar
Karlsruhe
Stuttgart
Brest
St-Malo
Caen
Rouen
Amiens
Quimper
Dieppe
Rennes
Orléans
Laroche
Dijon
Belfort
Besançon
Bâle
NEW-YORK
OCÉAN ATLANTIQUE
St-Nazaire
Nantes
le Mans
FRANCE
Tours
Nevers
Mâcon
BERNE
Lausanne
SUISSE
VICHY
Moulins
Clermont-Ferrand
Lyon
Chamonix
Brigue
Simplon
Milan
Vérone
Udine
Trieste
Agram
ÉTAT YOUGO-SLAVE
Sérajévo
Fiume
la Palice
la Rochelle
Poitiers
Limoges
Angoulême
Royan
Périgueux
Bordeaux
Tulle
St-Étienne
le Puy
Valence
Grenoble
Modane
Turin
Gênes
Parme
Bologne
Vérone
Pise
Florence
Ancône
ADRIATIQUE
Irun
Bayonne
Pau
Aurillac
Cahors
Nîmes
Orange
Briançon
Avignon
Arles
Marseille
Livourne
ITALIE
Toulouse
Montpellier
Cette
ROME
Foggia
Bari
Brindisi
Tarente
la Corogne
Burgos
Valladolid
Narbonne
Perpignan
Port-Vendres
Barcelone
ESPAGNE
MADRID
Lisbonne
Cadix
NEW-YORK
Tanger
Casablanca
Figuig
Valence
ÎLES BALÉARES
Alicante
Carthagène
MER MÉDITERRANÉE
Ajaccio
CORSE
SARDAIGNE
Naples
Catanzare
Palerme
Messine
Reggio
Catane
Oran
Miliana
ALGER
Médéa
Tlemcen
Saïda
Constantine
Philippeville
Bône
Bizerte
Tunis
TUNISIE
Trapani
Sousse
Monastir
Sfax
Alexandrie
Levant
Suez
Orient
Athènes
Constantinople
Batna
Ruines de Timgad
Biskra
Kairouan
Gafsa
ALGÉRIE
Laghouat
Aïn-Sefra
Ghardaïa
Tougourt
Ouargla
El Goléa
Ghadamès
Tripoli
TRIPOLITAINE
SAHARA

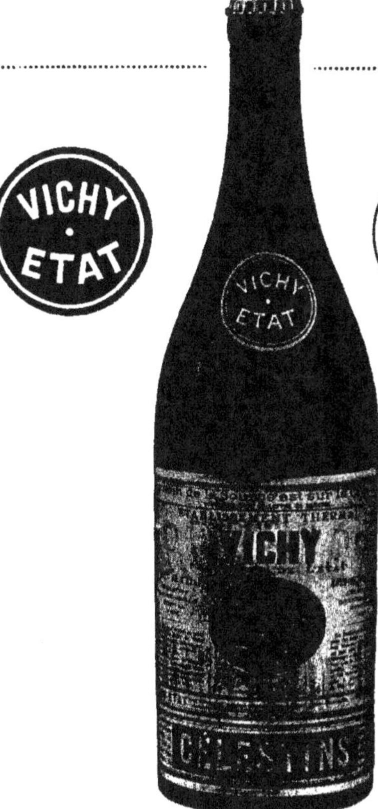

Exportation des Eaux de Vichy

Les Eaux de VICHY-ÉTAT transportées, constituent un remède puissant, qui rend de grands services à la Thérapeutique : ce sont les eaux minérales dont l'exportation est la plus considérable.

Elles se conservent pendant plusieurs années sans présenter aucune altération.

A Vichy, l'embouteillage des eaux est effectué avec le plus grand soin par la Compagnie Fermière ; il a lieu sous la surveillance spéciale d'un commissaire du Gouvernement, conformément aux clauses du contrat de concession. En outre, chaque bouteille est munie d'une capsule portant le mot "ÉTAT" et le nom de la Source, et porte sur le goulot le disque bleu "VICHY-ÉTAT".

Siège Social : **24, Boulevard des Capucines, Paris**

J. Barreau, Paris

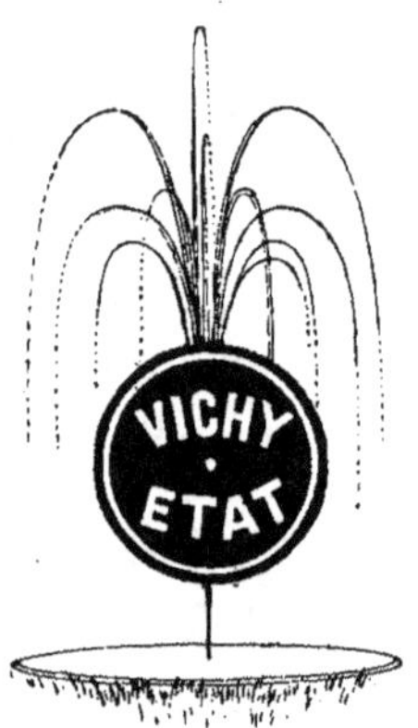

J. Barreau, Paris